Joselyn Michelle Cruz

Fibrosis quística una enfermedad pulmonar:

Joselyn Michelle Cruz

Fibrosis quística una enfermedad pulmonar:

Patogenia y objetivos terapéuticos actualizados

Editorial Académica Española

Imprint
Any brand names and product names mentioned in this book are subject to trademark, brand or patent protection and are trademarks or registered trademarks of their respective holders. The use of brand names, product names, common names, trade names, product descriptions etc. even without a particular marking in this work is in no way to be construed to mean that such names may be regarded as unrestricted in respect of trademark and brand protection legislation and could thus be used by anyone.

Cover image: www.ingimage.com

Publisher:
Editorial Académica Española
is a trademark of
Dodo Books Indian Ocean Ltd. and OmniScriptum S.R.L publishing group

120 High Road, East Finchley, London, N2 9ED, United Kingdom
Str. Armeneasca 28/1, office 1, Chisinau MD-2012, Republic of Moldova, Europe
Managing Directors: Ieva Konstantinova, Victoria Ursu
info@omniscriptum.com

Printed at: see last page
ISBN: 978-620-0-01357-6

FIBROSIS QUÍSTICA UNA ENFERMEDAD PULMONAR: PATOGENIA Y OBJETIVOS TERAPÉUTICOS ACTUALIZADOS.

Epílogo

La historia de la fibrosis quística es, ante todo, una historia que se basa en la resiliencia. La fibrosis quística (FQ) es más que una enfermedad; es un desafío médico, científico y humano que ha impulsado décadas de avances en biología molecular, genética y terapias dirigidas. Este libro busca no solo retratar la complejidad de la FQ, sino también destacar el progreso logrado gracias a la colaboración entre investigadores, profesionales de la salud y la comunidad de pacientes. A lo largo de los años, el enfoque científico hacia la FQ ha evolucionado, pasando de tratar únicamente los síntomas a intervenir en las raíces genéticas de la enfermedad. Los tratamientos innovadores, como las modulaciones de proteínas CFTR, han transformado las perspectivas de muchas personas con FQ, marcando un antes y un después en la historia de la enfermedad.

Sin embargo, actualmente persisten desafíos relacionados con el acceso global a tratamientos, la variabilidad genética y la necesidad de terapias curativas. Este libro se presenta a sí mismo como un testimonio del progreso, pero también como un llamado a la acción para continuar fortaleciendo la investigación, la innovación y el apoyo a las personas con FQ y sus familias.

Introducción

La Fibrosis Quística (FQ) es una enfermedad congénita causada por un gen defectuoso que afecta las células que producen mucosidad, sudor y jugos digestivos. Estos líquidos secretados normalmente son ligeros; sin embargo, en las personas que tienen FQ, las secreciones son más pegajosas y espesas. En lugar de actuar como lubricantes, las secreciones se acumulan en las vías respiratorias, los pulmones y el páncreas

La fibrosis quística, con su abreviatura a nivel mundial FQ, es un trastorno genético autosómico recesivo común, produce una vida corta en los pacientes ya que afecta a varios sistemas corporales, la morbi-mortalidad está causada principalmente por el desarrollo de bronquiectasias, pequeñas obstrucciones de las vías aéreas y discapacidad respiratoria progresiva , la sintomatología inicia por la retención de secreciones mucosas en la vía aérea e infección crónica, subsiguiente a esto, la inflamación de las vías aéreas lo que resulta seriamente perjudicial para los pulmones, causando enfermedad pulmonar obstructiva crónica y progresiva, sinusitis, malabsorción que se debe a una insuficiencia pancreática exocrina que conduce a desnutrición, enfermedad hepática (cirrosis biliar) y FQ relacionada con la diabetes mellitus. La FQ puede identificarse de manera temprana mediante un cribado en los recién nacido el cual consiste en un cribado que ayuda al a su diagnóstico través de la concentración de "Tripsina Inmunorreactiva". Las personas con un diagnóstico tardío tienen una buena supervivencia, lo que refleja la elevada prevalencia de mutaciones asociadas con la función residual y con un fenotipo con una disminuida gravedad.

Los pacientes que cursan con fibrosis quística en el estado ecuatoriano se benefician de la coordinación de atención primaria y de un equipo interdisciplinario de atención.

CAPITULO I

Fibrosis quística en la historia

En la primera descripción anatomopatológica fue en 1595, año en que Peter Paaw (Ámsterdam, 1564-1617) profesor de botánica y anatomía de la Universidad de Leiden, hizo una autopsia a una niña de 11 años, aparentemente hechizada, que había presentado durante 8 años desnutrición y fiebre. En su abdomen encontró un páncreas abultado, cirroso y de color blanco brillante, y consideró que la causa de la muerte había sido el páncreas, también observó signos de pericarditis, que actualmente es conocido que puede presentarse en ciertos casos de FQ. Una observación estudiada por primera vez por el Dr. Paul di Sant'Agnese después de cuidar a los bebés con FQ presentando deshidratación durante una ola de calor en la ciudad de Nueva York en 1948. Esta observación clínica allanó el camino para la prueba de sudor para la FQ diagnóstico.

La fibrosis quística (FQ) fue reconocida como una enfermedad clínica en el siglo XX, aunque sus manifestaciones probablemente existían desde mucho antes. Su historia refleja una evolución significativa en el entendimiento, diagnóstico y tratamiento de la enfermedad [1].

Primeras Descripciones:

• En la Edad Media, se describían niños que morían jóvenes con síntomas de malnutrición y problemas pulmonares. Existía un dicho europeo el cual decía que un "niño cuya frente sabía a sal" estaba condenado a morir joven, un posible indicio temprano de la FQ.

• En 1938, Dorothy Andersen, una patóloga estadounidense, identificó y describió formalmente la enfermedad en un artículo titulado "Cystic Fibrosis of the Pancreas and its Relation to Celiac Disease".

Avances en el Diagnóstico a lo largo de la historia:

• En los años 50, el desarrollo del test del sudor, que mide las concentraciones de cloruro en el sudor, revolucionó la capacidad para diagnosticar FQ. Este método sigue siendo una prueba diagnóstica estándar hoy en día.

• En 1989, investigadores liderados por Lap-Chee Tsui y Francis Collins identificaron el gen CFTR y la mutación más común (F508del), marcando un hito en la genética de la FQ.

Evolución en la terapéutica de la FQ:

• En los primeros años, los tratamientos se enfocaban en aliviar los síntomas, como infecciones pulmonares y problemas digestivos, con fisioterapia torácica, antibióticos y suplementos enzimáticos pancreáticos.

• En la década de 2010, los moduladores de CFTR (como Ivacaftor y Trikafta) cambiaron radicalmente el panorama al atacar directamente la causa genética de la enfermedad en lugar de solo manejar los síntomas.

Avances más recientes en FQ:

• Con los avances en genética y la introducción de terapias de precisión, los pacientes ahora pueden vivir hasta la edad adulta con una mejor calidad de vida.

• El enfoque en terapias génicas, nanotecnología y edición genética (CRISPR) abre la posibilidad de una cura definitiva en el futuro.

La historia de la fibrosis quística es un ejemplo de cómo la medicina ha evolucionado desde tratar síntomas hasta abordar las causas moleculares y genéticas de las enfermedades.

CAPÍTULO II

Incidencia y epidemiologia de la FQ

La FQ es uno de los trastornos genéticos más comunes entre los caucásicos, con una incidencia de 1:3.200 individuos. La incidencia varía significativamente según la raza y la etnicidad con una incidencia de 1:13.500 en personas de origen hispano, 1:15.000 en personas de origen africano descendencia y 1:35.000 en personas de ascendencia asiática. En Ecuador según Lascano, neumóloga del Hospital Carlos Andrade Marín (HCAM) encargada de la Clínica de Fibrosis Quística en esta institución y que atiende aproximadamente de 10 a 20 pacientes por mes con la patología o con sospecha de tenerla. Indica que la incidencia nacional de esta patología es de 1 por cada 11.110 habitantes y cada año nacen aproximadamente 23 niños con esta afección [2]. El 60 % de los nuevos diagnósticos se producen a través del cribado neonatal [1].

CAPÍTULO III

Fisiopatología de la FQ

Su fisiopatología está dada por la mutación del gen CFTR (regulador de conductancia transmembrana de la fibrosis quística, por sus siglas en inglés) es una proteína que funciona como un canal de cloruro el cual codifica el canal clorhídrico transmembrana que se denomina regulador de conductancia transmembrana de la fibrosis quística (CFTR), que va a regular el transporte de aniones y aclaramiento mucociliar en las vías aéreas. Además, se altera el transporte iónico a través de canales en una célula normal. El fallo funcional en el CFTR provoca la retención de moco e infección crónica y, subsiguientemente, en la inflamación de las vías aéreas. Este efecto tiene como resultado seriamente un efecto perjudicial para los pulmones. La disfunción del gen CFTR daña principalmente a las células epiteliales, aunque hay evidencias de que las células inmunes ejercen también un papel importante [4].

La FQ es un trastorno multisistémico que resulta de variantes genéticas nocivas en el Gen CFTR ubicado en el cromosoma 7q31.2, que codifica para la fibrosis quística. Los defectos en esta proteína conducen a canales de cloruro ausentes o que funcionan mal en las membranas apicales de la superficie pulmonar o epitelio glandular que resulta en la formación de moco espeso y pegajoso, lo que lleva a infecciones pulmonares crónicas, disfunción pancreática y hepática y reducción de la fertilidad, también resulta en una función anormal del canal de cloruro en las glándulas sudoríparas, lo que resulta en un exceso de sal pérdida de sudor.

La FQ es un trastorno autosómico recesivo y para que las personas tengan FQ, deben heredar 2 variantes CFTR perjudiciales. Hasta la fecha, hay más de 2000 variantes CFTR diferentes informados, algunos de los cuales se ha confirmado que causan FQ, y otros con más vínculos putativos con la enfermedad. Se clasifican en seis grupos distintos que reflejan anormalidades de síntesis, estructura y función de la proteína CFT [1]

Clase I: en la que las mutaciones se asocian con una síntesis proteica defectuosa y no es una falta total de proteína CFTR en la superficie apical de las células epiteliales;

Clase II: en la que las mutaciones están asociadas a un procesamiento anormal de proteínas, estas no están completamente plegada y glicosilada. La mutación más común (en aproximadamente 70% de los pacientes con FQ en todo el mundo) es la eliminación de tres nucleótidos que codifican para fenilalanina en la posición de aminoácido 508;

Clase III: en la que las mutaciones se asocian a una regulación defectuosa de la proteína, prevenir la unión e hidrólisis de ATP; Clase IV: en la que las mutaciones se asocian con una disminución de la producción de proteínas en la conductancia de cloro; Clase V: en la que las mutaciones se asocian con una reducción de la producción de proteína; y Clase VI: en la que las mutaciones están asociadas con la regulación alterada de los canales de iones.

CAPÍTULO IV

Presentación clínica de la fibrosis quística

Las manifestaciones clásicas de la FQ incluyen una tríada de sinusitis recurrente, infecciones pulmonares, esteatorrea. En los pulmones, el taponamiento mucoso de secreciones espesas y secas resultan en inflamación, infección crónica, obstrucción progresiva de las vías respiratorias pequeñas y el desarrollo de bronquiectasias, que es un agrandamiento anormal y permanente de los bronquios. La bronquiectasia conduce a una disminución de la capacidad para eliminar las secreciones, lo que provoca un aumento de las tasas de infecciones, que dilata y daña aún más las vías respiratorias.

Además, los efectos de la función disminuida o ausente del canal de cloruro pueden resultar en la disfunción en varios otros sistemas de órganos. La afectación pancreática incluye tanto la insuficiencia pancreática exocrina, que resulta en malabsorción de grasas, proteínas y carbohidratos y la subsiguiente desnutrición, así como la insuficiencia de insulina y el desarrollo de DRFQ. En bebés y niños pequeños, otras presentaciones también pueden ser indicativas de FQ.

Después del nacimiento, el paso de meconio retrasado o el íleo meconial está presente en el 11,9% de los bebés <1 año con FQ, y resulta de secreciones gastrointestinales espesas que se adhieren a la mucosa intestinal que conduce a la obstrucción intestinal. El íleo meconial a menudo se acompaña de distensión abdominal y dilatación de asas de intestino en imágenes y un 30% de casos informados del íleo meconial se complica con perforación intestinal y peritonitis. Aproximadamente el 20% de los niños no tratados (6 meses a 3 años) tienen prolapso rectal, que es secundario a malabsorción, desnutrición y heces voluminosas en lugar de estreñimiento. Otros las presentaciones clínicas durante el período neonatal pueden incluir ictericia prolongada secundaria a estasis biliar u obstrucción del conducto biliar y enfermedad hemorrágica del recién nacido debido a deficiencia de vitamina K. A lo largo de la infancia y la niñez temprana, las personas también pueden presentar con síndrome de agotamiento de sal caracterizado por hiponatremia, hipocloremia, hipopotasemia alcalosis metabólica y edema/acrodermatitis debido a hipoproteinemia por malabsorción. Hallazgos respiratorios típicos en niños mayores, adolescentes y adultos que presentan recientemente con FQ puede incluir sinusitis recurrente, bronquitis o neumonías, asma que es mal responde al manejo estándar, poliposis nasal o acropaquía digital en el físico examen, así como bronquiectasias en estudios de imagen pulmonar [8,9,10].

Los síntomas pueden incluir desnutrición, crecimiento deficiente, esteatorrea, obstrucción intestinal, estreñimiento, prolapso rectal y enfermedad hepática. Individuos con pancreático suficiente [10]. La FQ (que tienen más probabilidades de ser diagnosticadas más adelante en la vida debido al aumento de peso adecuado) puede cursar con pancreatitis secundaria a inflamación pancreática progresiva, aunque la etiología exacta no está clara. Se espera que la evaluación de recién nacidos se logre reducir, pero no eliminar, las presentaciones clínicas tardías dada la tasa esperada de falsos negativos asociado con la detección. Se debe incluir la fibrosis quística en el diferencial para infecciones bacterianas respiratorias recurrentes inexplicables (neumonía, bronquitis, tos y/o sinusitis) y/o retraso en el crecimiento.

La fibrosis quística (FQ) es una enfermedad genética que afecta principalmente los pulmones y el sistema digestivo, provocando una producción anormalmente espesa y pegajosa de moco. Esto favorece la obstrucción de vías respiratorias y facilita las infecciones crónicas y recurrentes. Aquí tienes un resumen de las infecciones más comunes asociadas a la FQ:

Infecciones respiratorias comunes asociadas a FQ

La fibrosis quística (FQ) es una enfermedad genética que afecta principalmente los pulmones y el sistema digestivo, provocando una producción anormalmente espesa y pegajosa de moco. Esto favorece la obstrucción de vías respiratorias y facilita las infecciones crónicas y recurrentes. Aquí tienes un resumen de las infecciones más comunes asociadas a la FQ.

1. Staphylococcus aureus:

• Es una de las primeras bacterias que colonizan las vías respiratorias en niños con FQ.

• La variedad resistente a meticilina (SARM) puede complicar el manejo de estas infecciones.

• Puede causar la aparición de neumonía o exacerbaciones respiratorias.

2. Pseudomonas aeruginosa:

• Bacteria que se encuentra predominantemente en adolescentes y adultos que padecen FQ.

• Produce infecciones crónicas que son difíciles de erradicar debido a la formación de biofilms, estructuras protectoras que hacen a las bacterias más resistentes a los antibióticos.

• Las infecciones crónicas están asociadas con un peor pronóstico y progresión del daño pulmonar.

3. Burkholderia cepacia:

• Rara pero altamente agresiva en pacientes con FQ.

• Puede causar infecciones graves conocidas como "síndrome de cepacia", caracterizadas por un rápido deterioro pulmonar.

• También es resistente a muchos antibióticos.

4. Haemophilus influenzae:

• Común en niños pequeños con FQ.

• Puede causar exacerbaciones pulmonares y neumonías.

5. Mycobacterium abscessus y otros micobacterias no tuberculosas (MNT):

• Infecciones emergentes en pacientes con FQ.

• Su tratamiento es complejo y prolongado, con múltiples antibióticos.

• Asociadas a un rápido deterioro pulmonar.

6. Aspergillus fumigatus:

• Un hongo que puede resultar en reacciones alérgicas como aspergilosis broncopulmonar alérgica (ABPA).

• Esta condición agrava la inflamación y puede empeorar la función pulmonar.

Factores que favorecen estas infecciones:

• Alteración del aclaramiento mucociliar: El moco espeso dificulta la eliminación de patógenos.

• Inflamación crónica: Crea un ambiente favorable para la colonización bacteriana.

• Resistencia a antibióticos: Las bacterias pueden desarrollar resistencia debido al uso prolongado de antimicrobianos.

• Inmunidad alterada: Las defensas locales están comprometidas debido al daño tisular crónico.

CAPÍTULO V

Diagnóstico de la fibrosis quística

CRITERIOS DIAGNÓSTICOS DE LA FIBROSIS QUÍSTICA

Uno o más rasgos fenotípicos característicos

- historia de FQ en un hermano o primo hermano
- "Screening" neonatal positivo (tripsina Inmunoreactiva)

Y evidencia de disfunción del CFTR mediante uno o más de lo siguiente:

- Concentración de cloro en sudor elevada (Q.P.I.T.) en 2 o más ocasiones
- Identificación de 2 mutaciones causantes de enfermedad
- PD nasal anormal

El diagnóstico de la fibrosis quística (FQ) implica una combinación de pruebas clínicas, genéticas y bioquímicas para la confirmación de la presencia de mutaciones en el gen CFTR y que permita la evaluación de sus manifestaciones en el organismo, todo esto es esencial para iniciar el tratamiento temprano y poder prevenir complicaciones graves.

Se establece que un diagnóstico de FQ puede realizarse si un individuo tiene una presentación clínica consistente con la enfermedad, es decir, un resultado positivo detección de recién nacidos; características clínicas consistentes con FQ (la presencia de características fenotipos tales como de sinusitis crónica y recurrente y enfermedad pulmonar, nutricional y anomalías gastrointestinales, anomalías urogenitales en los hombres (p. ej., ausencia del conducto deferente), y/o síndromes de agotamiento de sal, o antecedentes familiares positivos de FQ y evidencia de disfunción de CFTR (p. ej., concentración de cloruro en el sudor ≥60mmol/L). Si bien la detección prenatal y el NBS han permitido la detección más temprana de la FQ en pacientes asintomáticos individuos, la prueba de sudor [5]. La prueba del sudor, desarrollada por Lewis Gibson y Robert Cooke en 1959 mide específicamente la cantidad de cloruro en el sudor de una persona. Cloruro de sudor la prueba debe realizarse lo antes posible después de un resultado positivo de NBS [1]. Puede ser realizado tan pronto como 48 horas después del nacimiento (ya que los niveles de sodio en el sudor se elevan transitoriamente en las primeras 24 horas), pero debe realizarse lo antes posible después de 10 días de edad e idealmente a las 4 semanas de edad. Los bebés deben pesar más de 2 kg o ser corregidos hasta las 36 semanas de gestación para aumentar la probabilidad de una recolección adecuada de sudor. Infantes con íleo meconial y cualquier bebé o niño con síntomas sugestivos de fibrosis quística tales como infecciones respiratorias bacterianas recurrentes y/o retraso en el crecimiento deben recibir sudoración pruebas de cloruro independientemente de la edad o los resultados de NBS. Cualquier resultado anormal de la prueba del sudor debe ser repetido en una fecha separada, o confirmado con pruebas genéticas.

Los resultados de las pruebas de cloruro en el sudor se pueden clasificar en diagnóstico [6], intermedio e improbable. Los valores diagnósticos de cloruro en el sudor son ≥60 mmol/L y requieren una prueba de confirmación. segunda prueba del sudor o 2 variantes genéticas causantes de FQ identificadas para hacer el diagnóstico. Los valores intermedios están entre 30 y 59 mmol/L, y se debe realizar una prueba de cloruro en el sudor, se debe repetir periódicamente en estos individuos y se debe realizar una evaluación adicional en un centro de FQ consideró. Todavía se puede hacer un diagnóstico de FQ en un individuo con un nivel intermedio valor si el individuo tiene 2 variantes genéticas causantes de FQ identificadas. Individuos con un valor intermedio de cloruro en el sudor de 30-59 mmol/L y 0-1 variantes genéticas que causan FQ puede ser diagnosticado con un trastorno relacionado con CFTR dependiendo de la presentación clínica e historia familiar. Es poco probable que las personas con valores de cloruro en el sudor <30 tengan FQ, las pruebas genéticas ahora están ampliamente disponibles para ayudar a confirmar un diagnóstico de FQ, particularmente para casos con valores intermedios de cloruro en el sudor. Identificando

La era de las pruebas genéticas ha ampliado nuestra comprensión de la disfunción CFTR, pero ha también agregó complejidad al diagnóstico de FQ, ya que hay individuos con fenotipos de FQ sin mutaciones causantes conocidas de FQ, así como individuos con mutaciones detectadas que permanecer asintomático. Las limitaciones de las pruebas de cloruro en el sudor y las pruebas genéticas pueden requerir la realización de ambas pruebas en pacientes seleccionados en los que existe una fuerte sospecha clínica de CF.

Tamizaje neonatal

Es una estrategia de salud pública que ha demostrado beneficios nutricionales, aumento de la sobrevida y potencialmente prevención de problemas severos de salud. En el mundo se usan variados protocolos, sin embargo, en todos, el primer paso es la determinación de tripsinógeno inmunorreactivo (IRT) en sangre, tomado del talón del recién nacido. El segundo paso incluye la determinación de un segundo IRT o determinación de DNA o PAP (Proteína asociada a pancreatitis). La selección del protocolo a seguir depende de cada país, pero hasta ahora no hay una estrategia óptima. [7].

El tamizaje neonatal para la fibrosis quística (FQ) es una prueba de detección temprana que se realiza en los recién nacidos para identificar posibles casos de esta enfermedad genética. Es fundamental porque permite iniciar el tratamiento antes de que los síntomas se desarrollen completamente, mejorando significativamente la calidad y esperanza de vida de los pacientes.

¿Cómo funciona el tamizaje en FQ?

1. Extracción de una muestra de sangre:

Generalmente, se toma unas gotas de sangre del talón del recién nacido entre las primeras 24 y 48 horas de vida. Esta muestra se analiza en busca de niveles elevados de tripsinógeno inmunorreactivo (IRT), una enzima producida por el páncreas.

• Un nivel alto de IRT puede ser un indicio de fibrosis quística, pero también puede deberse a otros factores, por lo que no confirma el diagnóstico.

2. Pruebas de confirmación:

• Si el nivel de IRT es elevado, se realizan pruebas adicionales, como el test del sudor, que mide el nivel de cloruro en el sudor del bebé, y/o análisis genéticos para detectar mutaciones en el gen CFTR.

Importancia del tamizaje neonatal:

• Detecta casos incluso en bebés que aún no presentan síntomas evidentes.

• Permite iniciar tratamientos precoces, como terapias para mejorar la función pulmonar, suplementación enzimática pancreática y moduladores de CFTR si son adecuados para la mutación del paciente.

• Reduce la incidencia de complicaciones graves como infecciones pulmonares crónicas o desnutrición.

Impacto a nivel global:

• El tamizaje neonatal para FQ es obligatorio en muchos países desarrollados, como Estados Unidos y varios de Europa. En América Latina, su implementación varía, y en algunos países como México, ha sido incorporado en programas de salud pública.

¿Cuáles son los retos del tamizaje neonatal?:

• Falsos positivos negativos: Aunque puede ser eficaz, el tamizaje puede no detectar todas las mutaciones de FQ o puede requerir confirmaciones adicionales.

• En regiones con recursos limitados, no siempre está disponible el tamizaje ni los tratamientos posteriores.

El tamizaje neonatal es una herramienta clave para detectar precozmente la fibrosis quística, optimizar el tratamiento y mejorar el pronóstico de los pacientes desde los primeros días de vida.

En algunos pacientes diagnosticados más tarde en la vida, el diagnóstico puede incluir:

- • Test del sudor con resultados limítrofes.
- • Análisis detallado de mutaciones CFTR que son menos comunes.
- • Síntomas aislados como pancreatitis o infertilidad masculina que causada por azoospermia obstructiva.

Importancia del Diagnóstico Temprano:

La detección precoz permite iniciar tratamientos que mejoran significativamente la calidad y esperanza de vida del paciente. Esto incluye el uso de moduladores de CFTR y terapias para gestionar las infecciones y el aclaramiento mucociliar.

Estos procedimientos diagnósticos aseguran un manejo adecuado de la enfermedad desde las etapas más tempranas o en pacientes con síntomas leves.

CAPÍTULO VI

Tratamiento de la fibrosis quística

El tratamiento de la fibrosis quística pulmonar ha avanzado significativamente en los últimos años, gracias a la implementación de terapias que no solo abordan los síntomas, sino también la causa subyacente de la enfermedad: las mutaciones en el gen CFTR (Regulador de la Conductancia Transmembrana de la Fibrosis Quística).

El tratamiento de la fibrosis quística es hoy en día principalmente sintomático. Sin embargo, están apareciendo resultados positivos en la farmacoterapia, la cual busca corregir la expresión del defecto genético. Dada la baja prevalencia de la enfermedad y su tratamiento tan específico es muy importante contar con un centro especializado para su manejo a fin de otorgar una alta calidad de atención. Para este centro se requiere un equipo multidisciplinario que involucre a la familia y el paciente. Siguen siendo de vital importancia el soporte nutricional, el tratamiento antibiótico precoz y agresivo y la eliminación de las secreciones de la vía aérea.

Terapias para mantener una salud pulmonar óptima.

La tos crónica y la producción de esputo son síntomas característicos. El manejo de los síntomas respiratorios se enfoca en prevenir el desarrollo de bronquiectasias y destrucción del parénquima con la limpieza de las secreciones de las vías respiratorias con El tratamiento de aerosol terapia, drenaje postural, y tos provocada resulta para la expulsión de secreciones en la fibrosis quística [6]

Un aspecto crítico para mantener la salud pulmonar es la terapia de limpieza de las vías respiratorias. Mediante la eliminación de moco de las vías respiratorias, esto ayuda a disminuir la carga bacteriana respiratoria junto con los irritantes, lo que conduce a un mejor intercambio de gases y una disminución de la obstrucción de las vías respiratorias. Se recomienda dos veces como mantenimiento para todos los pacientes con FQ. Las modalidades comúnmente utilizadas incluyen percusión manual, espiración positiva con dispositivos de presión y oscilación de la pared torácica de alta frecuencia (logrado a través de un chaleco inflable que realiza fisioterapia torácica vibrando a alta frecuencia).

Tratamiento en Infecciones crónicas de las vías respiratorias asociadas

Además de la educación del paciente y las medidas de control de infecciones, el manejo agresivo de las infecciones crónicas de las vías respiratorias previene el deterioro de la función pulmonar. El manejo incluye cultivos respiratorios frecuentes (orofaríngeos o de esputo), incluyendo vigilancia de Staphylococcus aureus (particularmente S. aureus resistente a la meticilina) y Pseudomonas aeruginosa. La adquisición inicial de P. aeruginosa generalmente se trata con antibióticos como tobramicina nebulizada (TOBI nebs) en un intento para lograr la erradicación.

Los antibióticos nebulizados como tobramicina o aztreonam (Cayston) también se puede usar como terapia de supresión para personas con infección crónica o colonización con P. aeruginosa y/u otros organismos gramnegativos. Esta terapia supresora se administra cada dos meses para disminuir el riesgo de resistencia a los antibiótico [3,6]

La FQ quística es causada por una combinación de infección e inflamación. El uso rutinario de corticosteroides orales o inhalados en la FQ no está indicado a menos que se use para otra comorbilidad inflamatoria como asma. La inflamación crónica de las vías respiratorias es tratada con dosis altas de ibuprofeno o azitromicina. Aunque el ibuprofeno tiene beneficios, el riesgo de sangrado gastrointestinal ha limitado su uso. Se ha demostrado que la azitromicina mejora la función pulmonar.

El manejo de estas infecciones en la fibrosis quística es algo complejo y va a depender netamente del patógeno involucrado. El cual puede incluir:

• Antibióticos inhalados (p. ej., tobramicina, colistina) para infecciones crónicas de P. aeruginosa.

• Antibióticos orales o intravenosos para infecciones agudas o exacerbaciones.

• Terapias antifúngicas (para infecciones por Aspergillus).

• Fisioterapia respiratoria para ayudar a movilizar y eliminar el moco.

• Terapias avanzadas como el trasplante pulmonar en casos de daño pulmonar severo.

Prevención de infecciones en la FQ

    • Vacunación: Contra influenza, neumococo y COVID-19.

    • Aislamiento en centros de atención para evitar la transmisión cruzada de bacterias resistentes entre pacientes.

    • Higiene: Lavado de manos y desinfección de nebulizadores y equipos respiratorios.

    • Uso adecuado de antibióticos: Para prevenir el desarrollo de resistencias.

Tratamiento nutricional en FQ

La nutrición forma parte del tratamiento multidisciplinario y juega un papel fundamental porque el mantenimiento de un adecuado estado nutricional se relaciona con mayor supervivencia y mejor calidad de vida [8]. La disminución del estado pulmonar es el sello distintivo de la FQ, sin embargo, el crecimiento deficiente es uno de sus primeros síntomas. Los efectos combinados de la disminución de la ingesta, la malabsorción y el aumento las demandas metabólicas contribuyen al escaso crecimiento observado desde la infancia. La desnutrición se ha asociado con una mayor morbilidad y mortalidad en la FQ. Directrices CFF recomiendan que todos los niños alcancen un peso para la longitud igual o superior al percentil 50 [5]

El tratamiento nutricional en la fibrosis quística (FQ) es un componente fundamental del manejo integral de la enfermedad, ya que las deficiencias nutricionales y el estado nutricional deficiente están directamente relacionados con la progresión de la enfermedad pulmonar y la calidad de vida. La malabsorción causada por insuficiencia pancreática y el aumento de los requerimientos metabólicos hacen que los pacientes necesiten una atención dietética especializada.

Los siguientes son los principales objetivos de un adecuado tratamiento nutricional en la FQ:

- Mantener un adecuado estado nutricional para optimizar la función pulmonar.
- Prevenir deficiencias nutricionales de macronutrientes y micronutrientes.
- Compensar la malabsorción mediante el uso de enzimas pancreáticas.
- Adaptar la dieta para satisfacer las necesidades metabólicas elevadas.

Elementos que componen un correcto tratamiento nutricional:

1. Un alto aporte calórico:

• Los pacientes con FQ requieren entre un 120-150% del consumo calórico recomendado para la población general debido a su mayor gasto energético basal y malabsorción.

• Se priorizan alimentos ricos en calorías y nutrientes densos, como grasas saludables, proteínas de alta calidad y carbohidratos complejos.

2. Suplementación Enzimática Pancreática:

• La mayoría de los pacientes con FQ presentan insuficiencia pancreática, lo que dificulta la digestión de grasas y proteínas.

• Se administran enzimas pancreáticas con cada comida y refrigerio, ajustando la dosis en función de la cantidad de grasa ingerida.

• Es importante la combinación de las enzimas con suplementos de vitamina A, D, E y K (liposolubles), ya que su absorción se ve relevantemente comprometida.

• La mayoría de los pacientes con FQ presentan insuficiencia pancreática, lo que dificulta la digestión de grasas y proteínas.

• Se administran enzimas pancreáticas con cada comida y refrigerio, ajustando la dosis en función de la cantidad de grasa ingerida.

• Es importante la combinación de las enzimas con suplementos de vitamina A, D, E y K (liposolubles), ya que su absorción se ve relevantemente comprometida.

3. Alta Ingesta de Grasas:

• En comparación de la población general, los pacientes con FQ no deben limitar el consumo de grasas.

• Las grasas representan una fuente importante de energía; en este grupo se encuentran aceites vegetales, frutos secos, aguacates y alimentos fortificados.

4. Proteínas de Alta Calidad:

La ingesta proteica debe tenerse muy en cuenta ya que ayuda a favorecer el crecimiento, la reparación tisular y el mantenimiento de la masa muscular. Se puede consumir carnes magras, pescados, huevos y lácteos enteros.

5. Suplementación con vitaminas y minerales esenciales:

• Vitaminas liposolubles (A, D, E, K): Su absorción está comprometida y necesitan suplementación rutinaria.

• Calcio y vitamina D: Esenciales para prevenir osteoporosis, común en pacientes con FQ.

• Zinc y hierro: Su deficiencia puede estar relacionada con la malabsorción inflamación crónica.

• Sodio: Debido a las pérdidas excesivas de sal en el sudor, se recomienda añadir sal a la dieta, especialmente en climas cálidos o durante el ejercicio.

6. Correcta hidratación y suministro de electrolitos:

• Los pacientes pierden más sodio y cloro a través del sudor, por lo que necesitan una mayor ingesta de líquidos y electrolitos, especialmente durante episodios febriles o de diarrea.

7. Soporte Nutricional Enteral o Parenteral:

• En casos de desnutrición severa, puede ser necesario usar alimentación por sonda o, en raras ocasiones, nutrición parenteral.
En pacientes con diagnostico de FQ es muy importante que tengan un monitoreo y evaluación general adecuado:

El monitoreo y la evaluación en pacientes con fibrosis quística (FQ) son relevantemente esenciales para el control y el manejo de la evolución de la enfermedad, la prevención de complicaciones y poder mejorar la calidad de vida del paciente. Bien ahora la FQ es una enfermedad genética multisistémica que afecta principalmente los pulmones, el sistema digestivo y otros órganos. Podemos resumirlo generalmente a continuación:

1. Evaluación inicial:

En el diagnóstico de la fibrosis quística, se debe realizar una evaluación exhaustiva para el establecimiento de una línea base de la enfermedad:

• Historia clínica completa: Incluye antecedentes familiares, síntomas respiratorios, digestivos y otros sistemas afectados.
• Pruebas genéticas: Para confirmar mutaciones en el gen CFTR.

• Pruebas funcionales: Como la prueba del sudor para medir los niveles de cloruro, esencial para confirmar el diagnóstico.

2. Monitoreo respiratorio:

El daño pulmonar en esta enfermedad es la principal causa de morbilidad y mortalidad en pacientes con FQ, por lo que se requiere un monitoreo continuo y exhaustivo:

• Espirometría: Evalúa la función pulmonar, midiendo parámetros como el FEV1 (volumen espiratorio forzado en un segundo). Se realiza regularmente, al menos cada 3 meses.

• Cultivos de esputo: Identifican infecciones bacterianas crónicas como Pseudomonas aeruginosa o Staphylococcus aureus como anteriormente se ha mencionado.

• Imágenes pulmonares: Radiografías o tomografías computarizadas para detectar daño estructural, como bronquiectasias.

• Evaluación de oxigenación: Saturación de oxígeno y, y en situaciones más comprometedoras se puede realizar una gasometría arterial según sea necesario.

3. Monitoreo gastrointestinal y nutricional:

La insuficiencia pancreática exocrina y la malabsorción son comunes en FQ:

• Estado nutricional: Control del peso, índice de masa corporal (IMC) y composición corporal.

• Evaluación de vitaminas liposolubles (A, D, E, K) para determinar un síndrome de malabsorción.

• Pruebas de función hepática con el objetivo de identificar si hay daño a nivel hepático temprano.

• Pruebas de elastasa fecal para determinar la existencia de insuficiencia pancreática.

• Screening de diabetes relacionada con la FQ (CFRD) a través de pruebas de tolerancia a la glucosa.

4. Monitoreo de complicaciones sistémicas:

Como bien se sabe, la FQ puede afectar otros sistemas, por lo que también es de suma importancia:

• Valoración ósea: Densitometría ósea para descartar osteoporosis u osteopenia.

• Valoración renal: Para pacientes tratados con antibióticos nefrotóxicos.

• Valoración en salud mental: Evaluación de ansiedad y depresión, ya que son frecuentes en pacientes con enfermedades crónicas.

5. Tratamiento y seguimiento personalizado:

El monitoreo debe adaptarse según sea el estado del paciente y al tratamiento que este ha recibido:

• Terapias respiratorias: Revisión de la adherencia al uso de dispositivos de fisioterapia respiratoria y nebulizadores.

• Moduladores CFTR: Evaluar su impacto en la función pulmonar y calidad de vida.

• Antibioticoterapia: se debe dar supervisión del uso de terapias inhaladas, orales o intravenosas en infecciones agudas o crónicas.

6. Frecuencia de las visitas:

Se recomienda que los pacientes con FQ sean evaluados en centros especializados:

• Visitas regulares: se debe realizar cada 3 meses si la enfermedad está activa o si hay alguna complicación.

• Equipo multidisciplinario: En donde pueden participar neumólogos, gastroenterólogos, nutricionistas, fisioterapeutas, psicólogos y trabajadores sociales.

¿Cuál es la importancia del enfoque proactivo?

El monitoreo proactivo nos permite detectar problemas de manera temprana y ajustar una terapéutica adecuada anterior a las complicaciones ya que estas pueden agravarse progresivamente, así nos permite ir mejorando significativamente la calidad de vida y la supervivencia en personas que padecen fibrosis quística.

Educación Nutricional en pacientes con FQ:

Los pacientes y sus familias deben recibir orientación en cuanto a la compresión comprender la importancia de cumplir con el tratamiento nutricional, adaptar recetas y seleccionar alimentos apropiados.

El tratamiento nutricional en FQ es dinámico y debe adaptarse a las necesidades específicas de cada paciente, con seguimiento regular por parte de un equipo multidisciplinario que incluya nutricionistas especializados.

Atención preventiva

Los niños con FQ deben recibir atención rutinaria de niño sano de acuerdo con la American Directrices de la Academia de Pediatría, incluidas todas las vacunas, vacunación antigripal anual. Se recomienda para niños ≥ 6 meses, así como para todos los miembros del hogar. Se debe considerar el uso de palivizumab en todos los niños con FQ menores de 2 años, ya que funciona como profilaxis contra el virus respiratorio sincitial. Se debe fomentar un ambiente libre de humo para todos los niños con FQ y los cuidadores deben estar informados sobre la salud efectos asociados con la exposición al humo.

Nanotecnología:

Aunque en etapas iniciales, el uso de sistemas nanoparticulares promete mejorar la administración de medicamentos directamente a los pulmones, aumentando su eficacia y reduciendo efectos secundarios.

Aunque los moduladores han revolucionado el tratamiento, todavía hay desafíos para pacientes con mutaciones menos comunes. Además, la investigación se enfoca en terapias génicas y técnicas de edición genética como CRISPR, que podrían ofrecer curas definitivas en el futuro.

Estos avances han permitido que la fibrosis quística pase de ser una enfermedad predominantemente pediátrica a una con mayor prevalencia en adultos, extendiendo significativamente la esperanza y calidad de vida de los pacientes. Gracias a los avances en el diagnóstico temprano y tratamientos innovadores los pacientes ahora tienen una mejor calidad y esperanza de vida, aunque todavía enfrentan desafíos relacionados con el acceso a la atención médica y la gestión de complicaciones crónicas. Se conoce que las personas con FQ deben ser evaluadas como mínimo cada tres meses como se ha , mencionado anteriormente.

CAPITULO VII

Opiniones de varios autores sobre la FQ

La fibrosis quística (FQ) es un trastorno genético que afecta principalmente a los pulmones y al sistema digestivo. Es causada por mutaciones en el gen regulador de la conductancia transmembrana de la fibrosis quística (CFTR), que regula el movimiento de sal y agua dentro y fuera de las células. Estas mutaciones conducen a la producción de una mucosidad espesa y pegajosa que puede obstruir las vías respiratorias y los conductos de varios órganos, causando complicaciones respiratorias y digestivas.

Boza menciona que los síntomas de la fibrosis quística pueden variar ampliamente, pero los más comunes incluyen tos persistente, infecciones pulmonares frecuentes, dificultad para respirar, crecimiento deficiente y aumento de peso, piel con sabor salado y problemas digestivos como malabsorción y heces voluminosas y grasosas. La gravedad de la enfermedad también puede variar; algunas personas experimentan síntomas más leves mientras que otras tienen complicaciones más graves.

Aunque Charpentier refiere a la FQ como una afección hereditaria, lo que significa que se transmite de padres a hijos esta sigue un patrón autosómico recesivo, lo que significa que ambos padres deben ser portadores de la mutación del gen CFTR para que su hijo contraiga fibrosis quística. Si ambos padres son portadores de la mutación, existe un 25 % de probabilidad con cada embarazo de que su hijo tenga FQ.

Pizarro y Espinosa declaran que el manejo de la fibrosis quística implica un enfoque multidisciplinario y tiene como objetivo aliviar los síntomas, retrasar la progresión de la enfermedad y mejorar la calidad de vida. A pesar de que esto generalmente incluye una combinación de medicamentos para diluir la mucosidad, prevenir y tratar infecciones y mejorar la función pulmonar, mencionan que la fisioterapia torácica y el ejercicio a menudo se recomiendan para ayudar a eliminar la mucosidad de los pulmones. El apoyo nutricional también es fundamental para garantizar un crecimiento y desarrollo adecuados, ya que las personas con FQ suelen tener dificultades para absorber los nutrientes.

Pero a su vez Gartner S. menciona que, en los últimos años, se han realizado avances significativos en el tratamiento de la fibrosis quística. El desarrollo de terapias dirigidas, como los moduladores de CFTR, ha revolucionado la atención de las personas con mutaciones específicas de CFTR. A pesar de que estos medicamentos ayudan a restaurar la función de la proteína CFTR han mostrado mejoras notables en la función pulmonar, y ha si se han logrado hospitalizaciones reducidas y mayor esperanza de vida para pacientes elegibles.

Sin embargo, Fielbaum, menciona que es importante tener en cuenta que estos moduladores de CFTR solo son efectivos para ciertas mutaciones de CFTR, y no todas las personas con fibrosis quística pueden beneficiarse de ellos. La investigación en curso se centra en el desarrollo de tratamientos para personas con otras mutaciones de CFTR y en encontrar formas de abordar la causa genética subyacente de la enfermedad.

CAPÍTULO VIII

Opinión del autor

En resumen, la fibrosis quística es un trastorno genético complejo que afecta a múltiples sistemas orgánicos, principalmente los pulmones y el sistema digestivo. Si bien actualmente no existe una cura para la FQ, los avances en las opciones de tratamiento han mejorado significativamente los resultados para muchas personas con la enfermedad. La investigación en curso y los avances médicos continúan ofreciendo esperanza de mejores terapias y, en última instancia, una cura para la fibrosis quística.

Se espera que la supervivencia continúe mejorando con un diagnóstico más temprano a través de exámenes de rutina para recién nacidos, promulgación de guías basadas en evidencia, centros de atención interdisciplinarios y el uso específico de terapias moduladoras. Los objetivos principales del tratamiento siguen siendo la optimización de la función y el estado nutricional, y los avances actualizados en estas terapias han tenido un profundo efecto sobre la salud y la calidad de vida de las personas con fibrosis quística. Se requiere el reconocimiento de la relación emocional, social y financiera efectos de esta enfermedad de por vida y una comunicación y coordinación efectivas entre los médicos de atención y equipos de centros de atención de la FQ.

Referencias bibliográficas:

1. Dickinson KM, Collaco JM. Cystic Fibrosis. Pediatr Rev. 2021 Feb;42(2):55-67. doi: 10.1542/pir.2019-0212. PMID: 33526571; PMCID: PMC8972143.

2. Instituto Ecuatoriano de seguridad social (IESS) Fibrosis Quística, diagnóstico precoz y tratamiento oportuno para mejorar la calidad de vida,2022.

3. Guerini M, Condrò G, Friuli V, Maggi L, Perugini P. N-acetylcysteine (NAC) and Its Role in Clinical Practice Management of Cystic Fibrosis (CF): A Review. Pharmaceuticals. 2022; 15(2):217. https://doi.org/10.3390/ph15020217

4. Guerra-Morillo Mª Oliva, Rabasco-Álvarez Antonio M, González-Rodríguez María Luisa. Fibrosis quística: tratamiento actual y avances con la nanotecnología. Ars Pharm [Internet]. 2020 Jun [citado 2023 Jun 23]; 61(2): 81-96. Disponible en: http://scielo.isciii.es/scielo.php?script=sci_arttext&pid=S2340-98942020000200002&lng=es. Epub 20-Jul-2020. https://dx.doi.org/10.30827/ars.v61i2.11358.

5. Cordero E. Choque Y. Quirós M. Revista Ciencia y Salud Integrando Conocimientos (2020). DOI: 10.34192/cienciaysalud.v4i5.167

6. Charpentier Molina, R. J. (2020). Paciente pediátrico con fibrosis quística. Revista Médica Sinergia, 5(11), e503. https://doi.org/10.31434/rms.v5i11.503

7. Boza, M. L. (2021). FIBROSIS QUÍSTICA Y TAMIZAJE NEONATAL. Neumología Pediátrica, 11(1), 10–14. https://doi.org/10.51451/np.v11i1.312

8. López Mejía, L., Vergara-Vázquez2, M., López Olivan, F., Bautista-Silva, M., & Guillén López, S. (2018). Tratamiento nutricional en pacientes con fibrosis quística. Acta Pediátrica de México, 39(6), 81. https://doi.org/10.18233/apm39no6pp81s-89s1725

9. Pizarro, M. E., & Espinoza-Palma, T. (2021). TRATAMIENTO DE FIBROSIS QUÍSTICA: PASADO Y PRESENTE. Neumología Pediátrica, 11(1), 38–43. https://doi.org/10.51451/np.v11i1.318

10. Fielbaum, Ó. (2017). MANEJO ACTUAL DE LA FIBROSIS QUÍSTICA. Revista Médica Clínica Las Condes, 28(1), 60–71. https://doi.org/10.1016/j.rmclc.2017.02.009

11. Reyes C, F. (2020). BRONQUIECTASIAS NO FIBROSIS QUÍSTICA. DESDE LA INFANCIA A LA ADULTEZ. ENFOQUE DIAGNOSTICO Y TERAPÉUTICO. Neumología Pediátrica, 14(2), 86–91. https://doi.org/10.51451/np.v14i2.92

12. Barrientos, H. (2022). FUNCIÓN PULMONAR EN FIBROSIS QUÍSTICA. Neumología Pediátrica, 17(2), 46–51. https://doi.org/10.51451/np.v17i2.488

13. Llull Tombo, C., Fonseca Hernández, M., García Rodríguez, I., Yanes Macías, J. C., Tió González, D., & León Rayas, Y. (2020). Caracterización de pacientes con fibrosis quística en consulta multidisciplinaria. Revista Finlay, 10(1), 33–40. Retrieved from https://www.medigraphic.com/pdfs/finlay/fi-2020/fi201e.pdf

14. Córdova, F. V., & Ester Pizarro, M. (2021). PROGRESOS EN FARMACOTERAPIA EN FIBROSIS QUÍSTICA. Neumología Pediátrica, 13(3), 118–121. https://doi.org/10.51451/np.v13i3.209

15. Melo T., J. (2021). TRASPLANTE PULMONAR EN PACIENTES CON FIBROSIS QUÍSTICA. Neumología Pediátrica, 11(1), 33–37. https://doi.org/10.51451/np.v11i1.317

16. Gartner S. (2015). Nuevos tratamientos para la fibrosis quística. Medicina Respiratoria, 8(3), 49–58. Retrieved from http://www.neumologiaysalud.es/descargas/R8/Vol8-n3.pdf#page=49

17. Contreras, V., Olveira, C., Blasco, J., & Olveira, G. (2019). Actualización en nutrición en la fibrosis quística. Nutrición Clínica En Medicina, 1, 19–44. Retrieved from http://www.aulamedica.es/nutricionclinicamedicina/pdf/5071.pdf

18. Rojas S., F. E. (2021). KINESIOLOGÍA EN PACIENTES CON FIBROSIS QUÍSTICA EN ATENCIÓN PRIMARIA DE SALUD. Neumología Pediátrica, 11(1), 28–32. https://doi.org/10.51451/np.v11i1.316

19. Moscoso G, G. D. (2017). ACTUALIZACIÓN EN KINESIOLOGÍA RESPIRATORIA EN PACIENTES CON FIBROSIS QUÍSTICA. Neumología Pediátrica, 12(4), 182–186. https://doi.org/10.51451/np.v14i4.254

20. Rodríguez, I., Arriagada, R., Fuentes, C., & Zenteno, D. (2021). Aspectos fisiopatológicos de la rehabilitación respiratoria en fibrosis quística. Neumología Pediátrica, 7(2), 51–57. https://doi.org/10.51451/np.v7i2.422

21. Gutiérrez, H. H. (2021). IMPLEMENTACIÓN DE ATENCIÓN MULTIDISCIPLINARIA DEL PACIENTE CON FIBROSIS QUÍSTICA. Neumología Pediátrica, 11(1), 5–9. https://doi.org/10.51451/np.v11i1.311

22. Crespo González, A., & Porras García de Blanes, T. (2021). La fibrosis quística: etiología, cuadro clínico y tratamiento. MoleQla: Revista de Ciencias de La Universidad Pablo de Olavide, ISSN-e 2173-0903, No. 41, 2021 (Ejemplar Dedicado a: Mujeres En Ciencia y Ciencia Por Mujeres), (41), 8. Retrieved from https://dialnet.unirioja.es/servlet/articulo?codigo=7802351&info=resumen&idioma =SPA https://dialnet.unirioja.es/servlet/articulo?codigo=7802351

23. Labrada Despaigne, A. (2019). Fibrosis quística del adulto y cirugía laparoscópica TT - Cystic fibrosis in the adult and laparoscopic surgery. Rev. Cuba. Anestesiol. Reanim, 18(1), e475–e475. Retrieved from http://scielo.sld.cu/scielo.php?script=sci_arttext&%0Apid=S1726-67182019000100008

24. Restrepo-Gualteros, S. M., Navarro, S. M., Muñoz, A. M., & Quevedo, J. P. (2016). Complicaciones pulmonares en fibrosis quística. Repertorio de Medicina y Cirugía, 25(1), 22–32. https://doi.org/10.1016/j.reper.2015.06.001

25. Farrell, P. M., White, T. B., Ren, C. L., & Hempstead, S. E. (2018). NUEVAS GUIAS PARA DIAGNÓSTICO DE FIBROSIS QUÍSTICA. Neumología Pediátrica, 13(2), 72–74. https://doi.org/10.51451/np.v13i2.193

26. Ortiz Paranza, L., Sanabria, M., González, L., Ascurra, M., Ortiz Paranza, L., Sanabria, M., … Ascurra, M. (2017). Caracterización nutricional de niños y adolescentes con fibrosis quística. Pediatría (Asunción), 44(3), 205–217. Retrieved

from http://scielo.iics.una.py/scielo.php?script=sci_arttext&pid=S1683-98032017000300205

27. Escobar Doncel, B., Mendoza Tamajón, S., Morales Gallego, M., & Ruiz Jiménez, R. (2021). Estrategia terapéutica basada en análogos de ANXA1 para el tratamiento de la fibrosis quística. VI Congreso de Señalización Celular, SECUAH 2021, 10, 2. Retrieved from http://www3.uah.es/dianas?e202103fa.

28. Hernández M., R. A. (2021). FARMACOCINÉTICA Y FARMACODINAMIA DE ANTIBIÓTICOS UTILIZADOS EN PACIENTES PEDIÁTRICOS CON FIBROSIS QUÍSTICA. Neumología Pediátrica, 11(1), 23–27. https://doi.org/10.51451/np.v11i1.315

29. Neyra, A. L., & Ferreiro, A. L. (2021). Fibrosis quística y sus manifestaciones respiratorias. Pediatria Integral, 25(2), 91–100.

30. Vargas-Roldán, S. Y., Lezana-Fernández, J. L., Cerna-Cortés, J. F., Partida-Sánchez, S., Santos-Preciado, J. I., & Rosales-Reyes, R. (2022). Fibrosis quística: patogenia bacteriana y moduladores del CFTR (regulador de conductancia transmembranal de la fibrosis quística). Boletín Médico Del Hospital Infantil de México, 79(4). https://doi.org/10.24875/bmhim.21000128

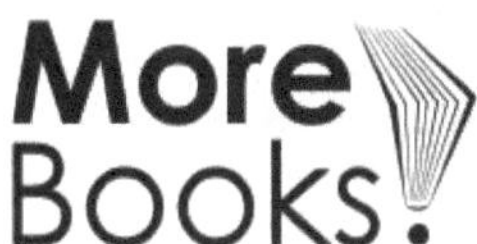

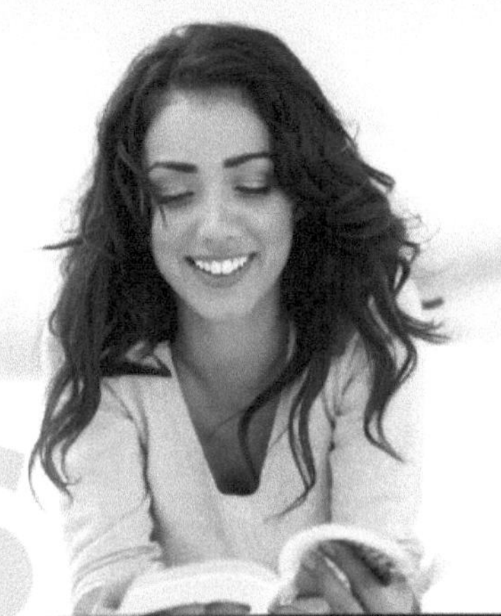

Buy your books fast and straightforward online - at one of world's fastest growing online book stores! Environmentally sound due to Print-on-Demand technologies.

Buy your books online at
www.morebooks.shop

¡Compre sus libros rápido y directo en internet, en una de las librerías en línea con mayor crecimiento en el mundo! Producción que protege el medio ambiente a través de las tecnologías de impresión bajo demanda.

Compre sus libros online en
www.morebooks.shop

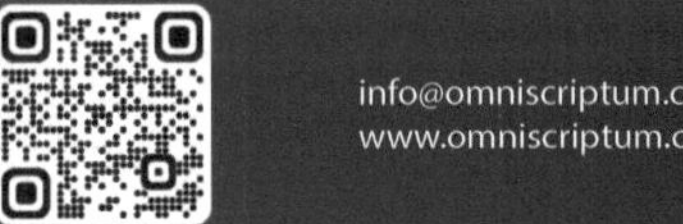

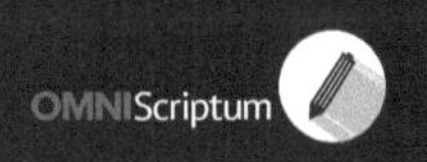

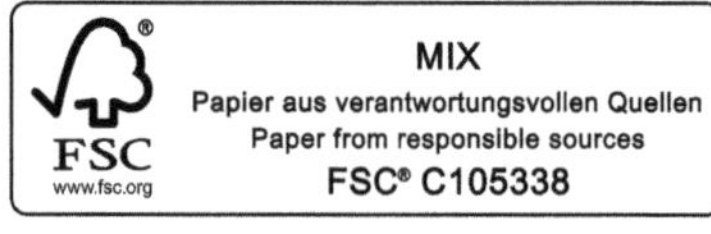

Printed by Books on Demand GmbH, Norderstedt / Germany